AF405082

ACTUALITÉS MÉDICALES

L'Ultra-Microscope

LES ACTUALITÉS MÉDICALES

Collection de volumes in-16, de 96 pages, cartonnés. Chaque volume : 1 fr. 50

Diagnostic des Maladies de la Moelle, par le Pr GRASSET, 3ᵉ *édition*.
Diagnostic des Maladies de l'Encéphale, par le Pr GRASSET, 2ᵉ *édition*.
L'Artériosclérose et son traitement, par le Dr GOUGET.
La Cure de Déchloruration, par les Drs F. WIDAL et JAVAL.
Le Diabète, par le Pr LÉPINE, 2 vol.
Le Cytodiagnostic, par le Dr MARCEL LABBÉ, agrégé à la Faculté de Paris.
Le Sang, par le Dr Marcel LABBÉ, agrégé à la Faculté de Paris, 2ᵉ *édition*.
Le Rein mobile, par le Dr LEGUEU, agrégé à la Faculté de Paris.
Mouches et Choléra, par le Pr CHANTEMESSE et le Dr BOREL.
Moustiques et Fièvre jaune, par le Pr CHANTEMESSE et le Dr BOREL.
Diagnostic de l'Appendicite, par le Dr AUVRAY, agrégé à la Faculté de Paris.
Les Rayons de Röntgen et le Diagnostic des Maladies, par le Dr
    A. BÉCLÈRE, médecin de l'hôpital Saint-Antoine, 3 vol.
La Mécanothérapie, par le Dr L.-R. REGNIER.
Radiothérapie et Photothérapie, par le Dr L.-R. REGNIER.
Cancer et Tuberculose, par le Dr CLAUDE, agrégé à la Faculté de Paris.
La Diphtérie, par les Drs H. BARBIER, médecin des hôpitaux, et G. ULMANN
Le Traitement de la syphilis, par le Dr EMERY, 2ᵉ *édition*.
Les Myélites syphilitiques, par le Dr GILLES DE LA TOURETTE.
Le Traitement de l'Épilepsie, par le Dr GILLES DE LA TOURETTE.
La Psychologie du Rêve, par VASCHIDE et PIÉRON.
Les Régénérations d'organes, par le Dr P. CARNOT, agrégé à la Faculté.
Le Tétanos, par les Drs J. COURMONT et M. DOYON.
Les Albuminuries curables, par le Dr J. TEISSIER, Pr à la Faculté de Lyon.
Thérapeutique oculaire, par le Dr F. TERRIEN.
La Fatigue oculaire, par le Dr DOR.
Les Auto-intoxications de la grossesse, par le Dr BOUFFE DE SAINT-BLAISE,
    accoucheur des hôpitaux de Paris.
Le Rhume des Foins, par le Dr GABEL, médecin des hôpitaux de Lyon.
Le Rhumatisme articulaire aigu en bactériologie, par les Drs TRI-
    BOULET, médecin des hôpitaux, et COYON.
Le Pneumocoque, par le Dr LIPPMANN.
Les Enfants retardataires, par le Dr APERT, médecin des hôpitaux.
La Goutte et son traitement, par le Dr APERT, médecin des hôpitaux.
Les Oxydations de l'Organisme, par les Drs ENRIQUEZ et SICARD.
Les Maladies du Cuir chevelu, par le Dr GASTOU, 2ᵉ *édition*.
La Démence précoce, par les Drs DENY et ROY.
Les Folies intermittentes, par les Drs DENY et P. CAMUS.
Chirurgie intestinale d'urgence, par le Dr MOUCHET.
Le Traitement de la Constipation, par le Dr FROUSSARD, 2ᵉ *édition*.
Les Traitements des entérites, par le Dr JOUAUST.
Les Médications reconstituantes, par H. LABBÉ.
La Médication surrénale, par les Drs OPPENHEIM et LOEPER.
Les Médications préventives, par le Dr NATTAN-LARRIER.
La Protection de la santé publique, par le Dr MOSNY.
L'Odorat et ses Troubles, par le Dr COLLET, professeur à la Faculté de Lyon.
Traitement chirurgical des Néphrites médicales, par le Dr POUSSON.
Les Rayons N et les Rayons N₁, par le Dr BORDIER.
Trachéobronchoscopie et Œsophagoscopie, par le Dr GUISEZ.
Le Traitement de la Surdité, par le Dr CHAVANNE.
La Technique histo-bactériologique moderne, par le Dr LEFAS.
L'Obésité et son traitement, par le Dr LE NOIR.
Les Thérapeutiques récentes dans les Maladies nerveuses, par les
    Drs LANNOIS et POROT.
Les Traitements du goitre exophtalmique, par les Drs SAINTON et DELHERM.
L'Ionothérapie électrique, par les Drs DELHERM et LAQUERRIÈRE.
Les Médications nouvelles en obstétrique, par le Dr KEIM.
La Syphilis de la Moelle, par le Pr GILBERT et le Dr LION.
Les États neurasthéniques, par le Dr André RICHE.
Les Accidents du travail, par le Dr Georges BROUARDEL, 2ᵉ *édition*.
Les Névralgies et leur Traitement, par les Drs LÉVY et BAUDOIN.
Syphilis et Cancer, par le Dr HORAND.
L'Alimentation des enfants malades, par le Dr PÉHU.
La Diathèse urique, par H. LABBÉ.
La Radioscopie clinique de l'estomac, par les Drs CERNÉ et DELAFORGE.
Les Empoisonnements alimentaires, par le Dr SACQUÉPÉE.
Technique de l'exploration du Tube digestif, par le Dr René GAULTIER.
Calculs biliaires et Pancréatites, par le Dr René GAULTIER.
Les Dilatations de l'Estomac, par le Dr René GAULTIER.

L'Ultra-Microscope

dans le Diagnostic Clinique et les Recherches de Laboratoire

PAR

Le Dr Paul GASTOU

Directeur du laboratoire central et Chef du laboratoire de radiologie
de l'hôpital Saint-Louis.

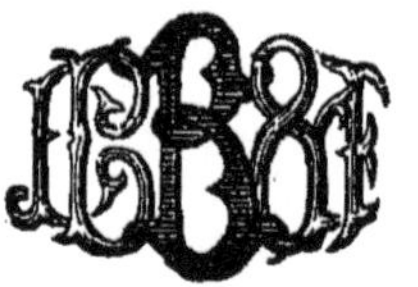

PARIS

LIBRAIRIE J.-B. BAILLIÈRE ET FILS
19, RUE HAUTEFEUILLE, 19

1910

Tous droits réservés.

L'ULTRA-MICROSCOPE

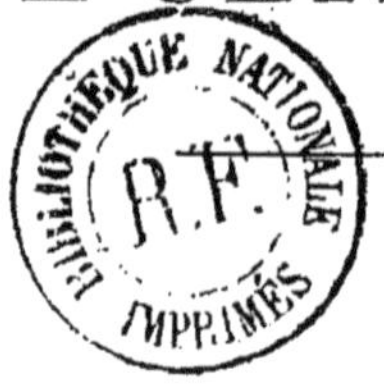

PRÉFACE

Dans un article paru dans la *Presse Médicale* (avril 1908), j'avais attiré l'attention du public médical sur l'emploi de l'ultra-microscope dans le diagnostic de la syphilis.

Depuis cette époque, mes élèves et moi-même n'avons cessé de faire connaître et propager une méthode d'examen dont les avantages, surtout au point de vue du diagnostic, sont considérables, et cela non seulement dans la syphilis, mais dans le domaine médical général.

Les différentes communications que nous avons faites avec mon élève et ami Commandon sur cette méthode de diagnostic rapide ont entraîné de nombreux adeptes, et bientôt la plupart des services hospitaliers ainsi que bon nombre de cabinets de médecins seront pourvus de l'ultra-microscope.

Son emploi ne se borne pas seulement au diagnostic clinique, mais encore aux recherches de laboratoire et dans ce petit volume d'*Actualités Médicales*, je chercherai à montrer l'étendue de l'utilisation de l'ultra-microscope.

Je mentionne pour mémoire :

En clinique : le diagnostic rapide et instantané de la syphilis au début et dans ses premières périodes, l'examen des sérosités, du sang, de la coagulation, des sécrétions et excrétions, des parasites et de leurs mouvements.

Au laboratoire : l'étude de l'agglutination, des colloïdes, des réactions électriques sur les éléments vivants, des albumines, des réactions chimiques biologiques, des cultures, du séro-diagnostic.

Que de sujets intéressants, non encore explorés, attendent les travailleurs. Que d'applications utiles à la clinique et de conséquences heureuses pour la prophylaxie et la thérapeutique. J'ai foi en l'avenir de l'ultra-microscope et j'ai fait déjà partager cette foi à mes élèves, en particulier Girauld et Commandon dont les thèses inaugurales sont les premières en France qui présentent des recherches longtemps poursuivies sur ce sujet.

Ce livre est écrit pour faire connaître, réfléchir et entraîner.

Dr Paul Gastou.

9 juillet 1909.

I. — L'ULTRA-MICROSCOPE ET SA TECHNIQUE

Définition. — Il est malaisé de définir l'ultra-microscope.

Son nom lui vient de ce qu'il sert à voir les objets ou particules ultra-microscopiques, c'est-à-dire les objets et particules qui échappent à la visibilité des plus forts grossissements microscopiques.

Ces objets et particules se mesurent non plus par le μ ou millième de millimètre, mais par le $\mu.\mu$ ou millionième de millimètre.

Les appareils ultra-microscopiques, ou ultra-microscopes, sont des combinaisons optiques qui permettent de voir non seulement les éléments microscopiques mais encore les objets ou particules ultra-microscopiques avec leur forme, leurs mouvements propres et tels qu'ils sont dans la nature, c'est-à-dire vivants.

Cette définition montre de suite de quelle importance considérable est l'emploi de l'ultra-microscope en biologie, puisqu'il n'est besoin, ainsi que nous le verrons plus loin, d'aucune manipulation chimique pour l'examen ultra-microscopique, par suite d'aucune cause adjuvante pouvant modifier la forme ou le mouvement des substances; objets ou particules à examiner.

Historique. — Dans le remarquable travail de Cotton et Mouton (1), sont attribuées à Siedentopf et à Zsigmondy, les premières recherches d'ultra-microscopie. La maison Zeiss d'Iéna construisit leur premier appareil. Depuis MM. Cotton et Mouton en ont établi sur d'autres principes et de nombreux constructeurs ont suivi.

Pendant une longue période l'ultra-microscope est resté étranger à la médecine.

Landsteiner et Mucha, Hoffmann, Beer, en ont des premiers montré l'utilisation médicale.

Ayant étudié l'ultra-microscope au Laboratoire Central de l'hôpital Saint-Louis, depuis près de deux ans, de nombreux travaux ont été faits à la suite, en France, non seulement dans ce Laboratoire, mais dans de nombreux services hospitaliers et centres d'études scientifiques. Cet historique sera donc volontairement incomplet.

Théorie physique de l'ultra-microscope. — Le principe de l'ultra-microscope est basé sur ce fait que toutes les particules éclairées

(1) *Les Ultra-microscopes*, Les objets ultramicroscopiques, 1906.

d'une façon intense par réfraction et placées sur un fond obscur émettent par elles-mêmes des rayons lumineux d'une très grande intensité qui les rendent visibles dans leurs formes et leurs mouvements.

D'où le nom d'appareils à fond noir, donné aux appareils ultra-microscopiques.

Ces appareils réalisent ce qui se passe par une nuit étoilée. Les étoiles éclairées par réfraction sont d'autant plus brillantes que la nuit est plus obscure.

D'où la comparaison faite du champ de l'ultra-microscope : à un ciel constellé d'étoiles.

Pour être dans les meilleures conditions de l'éclairage par réfraction il faut :

1° Une très grande intensité lumineuse en même temps qu'une fixité constante de cette intensité;

2° Éviter l'éclairage par des rayons accessoires ou parasites.

Ainsi que le disent Cotton et Mouton, il est nécessaire, pour remplir ces conditions :

1° Qu'aucun des rayons du faisceau éclairant ne pénètre dans l'objectif du microscope qui sert à observer;

2° N'éclairer qu'un nombre restreint et suffisant de particules microscopiques pour qu'elles soient nettement visibles.

Pour arriver à ces résultats l'ultra-microscope est basé sur l'éclairage latéral de la préparation. La lumière réfléchie par des miroirs ou réfractée par des prismes traverse très obliquement la couche liquide située entre la lame et la lamelle. Elle ne peut pénétrer directement dans le microscope, mais les particules se trouvant en suspension dans la préparation vivement éclairées sur les côtés deviennent lumineuses par elles-mêmes, comme les grains de poussière dans le rayon de soleil traversant une chambre obscure ou les planètes la nuit.

Les formes optiques de l'ultra-microscope.

Pour réaliser les conditions ci-dessus de nombreux constructeurs (Zeiss, Reichert, Leitz, Stiassnie, etc.), ont construit des combinaisons optiques donnant l'éclairage sur fond noir.

La plupart ont eu pour point de départ les appareils de Siedentopf et Zsigmondy, de Cotton et Mouton.

Les appareils ultra-microscopiques peuvent se grouper en trois variétés :

1° Le prisme parallélipipède oblique à base rectangle de Cotton et Mouton ;

2° Le condensateur parabolique de Zeiss ;

3° Le condensateur sphérique de Leitz ;

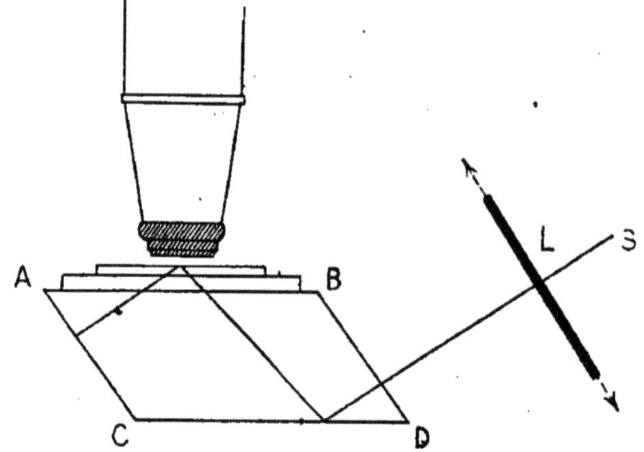

Fig. 1. — Appareil de Coton et Mouton.

ABCD, prisme; L, lentille; S, source lumineuse; AC, paroi
noircie pour empêcher une nouvelle réfraction.

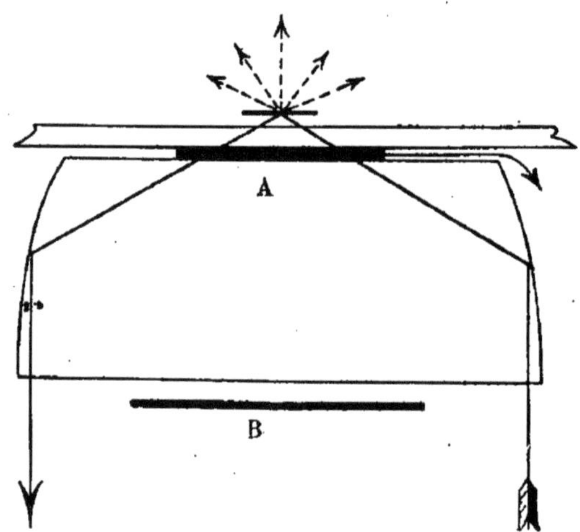

Fig. 2. — Marche des rayons dans le condensateur parabolique de Zeiss.

A, B, diaphragmes.

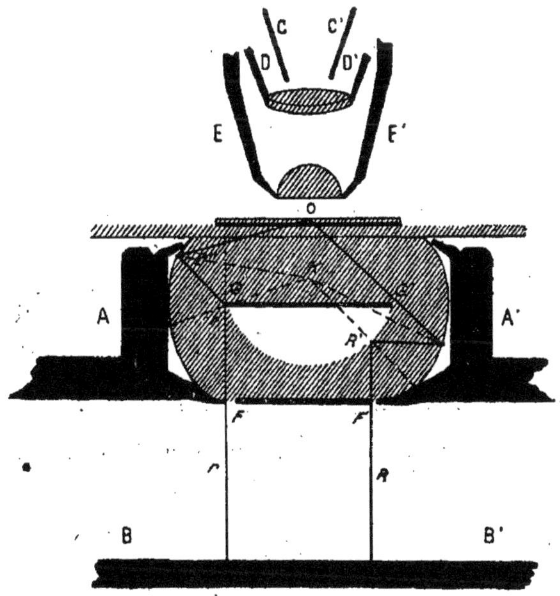

Fig. 3. — Schéma de la marche des rayons dans l'ultra-microscope de Leitz. Condensateur à miroirs sphériques.

K, centre des deux sections de miroirs sphériques, concave (grand), convexe (petit). — *F-F'*, diaphragme central, — *O*, se trouve dans la perforation entre lame et lamelle. — *B-B'*, miroir plan du microscope. — *R-R'*, deux rayons lumineux extrêmes venant du miroir et se réfléchissant deux fois pour arriver très obliquement au point O qui se trouve ainsi fortement éclairé. — *E-E'*, objectif du microscope. — *C-C'*, diaphragme se mettant devant l'objectif pour intercepter les rayons lumineux venant directement de la source lumineuse. — Les objets en O deviennent lumineux par eux-mêmes et apparaissent ainsi brillants sur fond noir.

Les schémas ci-contre montrent la marche des rayons dans ces différents appareils.

1° L'appareil de Cotton et Mouton est une modification de celui de Siedentopf et Zsigmondy : Le prisme est oblique au lieu d'être droit et la lumière

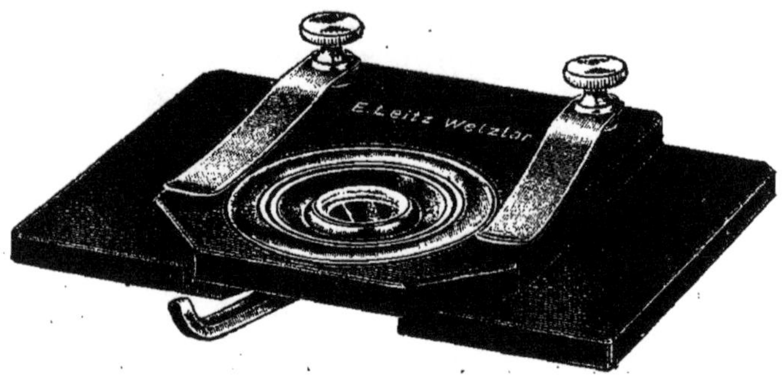

Fig. 4. — Appareil à fond noir se fixant par des valets sur la platine. Le levier situé à la partie inférieure sert à régler l'utilisation des rayons réfractés.

arrive perpendiculairement sur une des faces obliques, au lieu d'arriver sur une face droite.

Siedentopf et Zsigmondy ont introduit une modification dans l'objectif qui permet de supprimer presque totalement les rayons parasites. Je décrirai cette modification en parlant du dispositif (Leitz-Cogit).

2° Le condensateur parabolique de Zeiss utilise également la réfraction comme l'indique la figure 2. Par un jeu de diaphragmes la plupart des rayons sont arrêtés. L'éclairage latéral est ainsi obtenu.

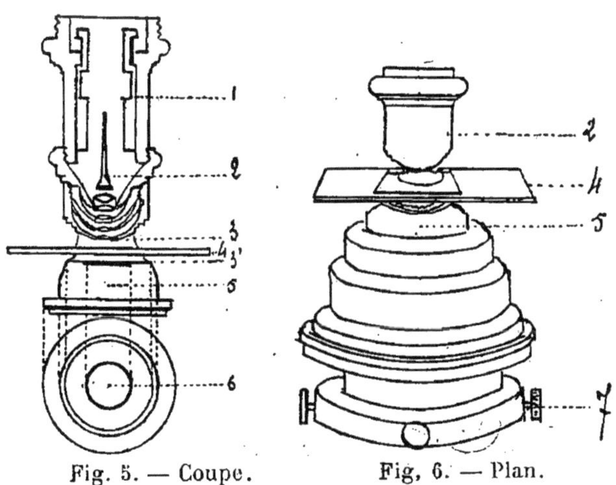

Fig. 5. — Coupe.   Fig. 6. — Plan.

Fig. 5 et 6. — Appareil à fond noir se fixant sous la platine. Le dispositif porte la modification d'objectif de Siedentopf et Zsigmondy signalée page 13.

Figures montrant en plan et coupe le dispositif qui constitue l'ultra-microscope de Leitz.

1, coupe d'objectif ultra-microscopique, dans lequel on voit la tige 2 munie d'un renflement en plateau formant diaphragme ; 2, partie optique de l'objectif à immersion visée sur le corps d'objectif ; 3 et 3, parties claires représentant l'huile à immersion placée sur le condensateur ou sous la lame et sur la lamelle, de sorte que l'exsudat ou le liquide à examiner est entre deux gouttes d'huile à immersion ; 4, lame et lamelle ; 5, condensateur en forme de double cône tronqué dont la partie centrale est noircie ; 6, partie centrale noircie du condensateur (vu en projection) ; 7, vis de réglage du condensateur permettant de centrer les rayons réfractés.

3° Dans l'ultra-microscope de Leitz, le condensateur est à miroir sphérique avec jeu de diaphragmes déterminant plusieurs réfractions successives.

Ces divers appareils s'adaptent soit sous la platine au lieu et place du condensateur de lumière, soit sur la platine du microscope. Les condensateurs (appareils à fond noir) de construction récente, en particulier ceux de Zeiss, Reichert, Leiss et Stiassnie ont la forme plate et s'adaptent sur la platine du microscope où ils sont retenus par deux valets.

Les appareils ultra-microscopiques s'emploient avec ou sans objectifs à immersion. L'avantage des appareils utilisables avec l'immersion est de donner de plus forts grossissements.

DISPOSITIF DE L'ULTRA-MICROSCOPE

Quel que soit l'appareil à fond noir adopté, l'installation et le dispositif d'un ultra-microscope nécessitent :

1° Un statif très stable le plus simple possible.

2° Une source éclairante intense qui doit donner une lumière blanche fixe. Les lampes à charbon, les becs Auer, l'acétylène peuvent convenir, mais la source lumineuse qui nous a donné les meilleurs résultats est la lampe Nernst.

Cette lampe se fait pour courant continu ou alternatif. D'un prix d'achat relativement élevé, elle consomme à proportion beaucoup moins de

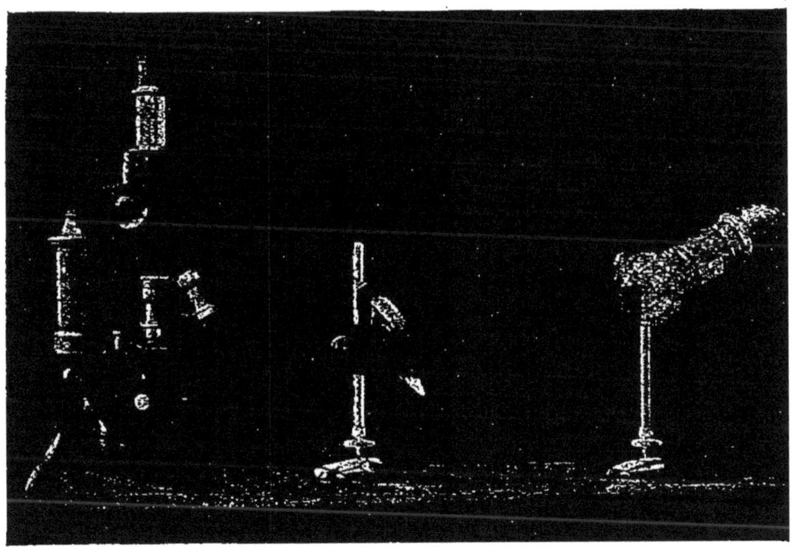

Fig. 7. — Dispositif d'installation d'un ultra-microscope
de Leitz (Cogit).

Cette photographie montre la distance respective du statif, de la lentille convergente de la lampe de Nernst, et l'inclinaison à donner à ces deux dernières.

A, lampe de Nernst. B, loupe. Condensateur de lumière. C, statif muni de l'ultra-microscope situé sans la platine. La distance entre chaque partie est d'environ 20 centimètres.

courant que d'autres lampes. Elle se branche sur une prise quelconque de courant à 110 ou 220 volts. (Il est bon de spécifier la nature du courant et le voltage au moment de l'achat. Cette lampe, d'une intensité de vingt-cinq bougies, absorbe 0,3 ampères et consomme deux Wats par bougie et par heure. Elle est formée d'un fil composé d'oxyde de zirconium et de thorium.

Ce fil est chauffé au préalable par un dispositif spécial, c'est-à-dire par un fil de platine qui entoure le fil précédent. Il faut que le fil de platine soit porté au rouge sombre pour que le fil d'oxyde composé devienne incandescent et donne une lumière blanche très intense et fixe.

Pour éclairer normalement, surtout au début, une lampe Nernst demande quelquefois trois à quatre minutes d'attente.

3° Une lentille condensatrice.

Cette lentille, qui condense les rayons de la lampe sur le miroir, n'est pas nécessaire pour tous les appareils, certains constructeurs la remplacent par une boule en verre remplie d'eau qui concentre les rayons lumineux et empêche l'action des rayons calorifiques.

4° L'appareil à fond noir qui comprend soit seulement le condensateur, soit avec celui-ci un corps d'objectif muni d'un diaphragme intérieur.

— A ces quatre parties essentielles il faut ajouter les accessoires suivants dont l'importance est considérable.

5° Des lames et lamelles : autant que possible

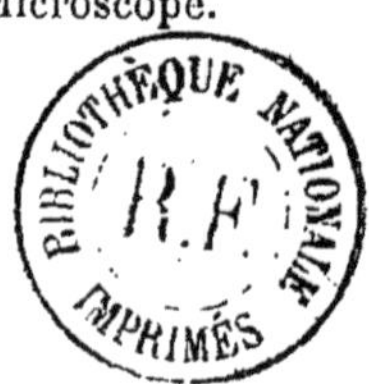

de constitution chimique et d'épaisseur toujours les mêmes. (En pratique pour certains appareils à fond noir cette condition n'est heureusement pas absolument indispensable.)

Ces lames et lamelles doivent être exemptes de défaut et d'une propreté absolue (lavages préalables dans des liquides acides, conservation dans l'alcool).

6° De l'huile à immersion très fluide, pour les appareils à fond noir qui utilisent l'immersion.

L'importance des lames, des lamelles et de l'huile est considérable. Il faut en effet, pour que la réfraction se fasse dans de bonnes conditions, qu'il y ait continuité dans le milieu que doit traverser la lumière. Dans ce but les milieux doivent avoir à peu près la même densité.

En pratique cette condition est rarement réalisée. Les rayons lumineux traversent en effet trois milieux différents : 1°° le condensateur, 2° le milieu formé par la lame, la lamelle, l'objet à examiner, et l'huile à immersion, 3° la partie optique de l'objectif.

Pour éviter la dispersion des rayons, on a coutume de mettre de l'huile à immersion au-dessus de la lamelle et sous la lame. L'ensemble : lame, lamelle, huile à immersion, ne forme plus qu'un seul milieu. De cette façon les rayons sortent de ce milieu complexe à peu près parallèlement à leur incidence d'entrée.

J'ai parlé de la nécessité de lames et lamelles spéciales, j'insiste sur la qualité de l'huile à immersion et les conditions qu'elle doit remplir.

Il faut une huile très fluide, mais il est surtout indispensable d'avoir une huile très homogène et surtout ne contenant aucune bulle d'air. Il arrive souvent qu'un examen à l'ultra ne donne rien de net, que le fond s'éclaire mal parce que la quantité d'huile est insuffisante, qu'elle est trop visqueuse ou remplie de bulles d'air.

7° Un banc optique.

Les constructeurs devraient tous prévoir un banc optique, car l'installation du statif, de la lentille et de la source éclairante doit être stable, installée et repérée une fois pour toutes afin d'éviter les tâtonnements et les pertes de temps.

CENTRAGE DE L'ULTRA-MICROSCOPE

La plupart de ceux qui emploient l'ultra-microscope ont beaucoup de difficultés à s'en servir et souvent se découragent pour deux raisons principales :

1° Le repérage défectueux des différents accessoires de l'ultra-microscope ;

2° Le manque de centrage de l'appareil à fond noir.

1° *Dans le repérage de l'ultra* il faut tenir compte de la distance de chaque partie ; de l'inclinaison de la lentille condensant les rayons lumineux, de l'éclairage du miroir.

Cet éclairage est très important. Voici comment on l'obtient. Avec une feuille de papier blanc on détermine le foyer optique de la lentille ; pour cela on cherche l'image des fils de la lampe de Nernst et l'on place le miroir au point de l'image de la lampe, qui correspond au foyer de la lentille.

2° *Centrage de l'appareil à fond noir.*

La plupart de ces appareils étant munis de diaphragme à leur centre, on fait coïncider le cercle limitant ce diaphragme avec le centre d'ouverture de la platine.

Avec un objectif à faible grossissement on cherche à voir ce cercle avec le maximum d'éclairage.

Si on n'obtient par une vue nette, prenant un point d'appui sur la platine ou sur le microscope avec l'annullaire et l'auriculaire, on saisit de chaque côté la lame portant le condensateur avec le pouce et l'index de chaque main et l'on fait subir à cette lame de petits mouvements antérieurs ou latéraux de faible amplitude jusqu'à ce que le centre de l'appareil à fond noir soit nettement éclairé, sans ombres, ni halos.

C'est le premier temps du centrage qui sera complété ultérieurement suivant qu'on emploie des objectifs simples ou à immersion.

TECHNIQUE DE L'UTILISATION DE L'ULTRA-MICROSCOPE

L'examen à l'ultra-microscope peut se faire directement sans aucune manipulation, l'objet à examiner étant placé entre lame et lamelle. Il faut toujours commencer l'examen de la sorte, mais il y a lieu souvent de le compléter par l'addition d'un milieu dans lequel l'objet est déposé entre lame et lamelle.

La technique d'examen comporte donc :

1° L'examen à sec ;

2° L'examen dans l'eau distillée ;

3° L'examen dans le sérum physiologique ;

4° L'examen dans le sérum ou les milieux organiques ;

5° L'examen dans des milieux optiques spéciaux ;

6° L'examen dans des milieux colorés.

1° **Examen à sec.** — Cet examen est des plus simples, mais ne peut se faire que si la viscosité, la qualité osmotique, la quantité ou la nature de l'objet détermine une adhérence entre la lame et la lamelle. Si cela n'est pas, en abaissant l'objectif à immersion la lame est déplacée.

— Il faut éviter également des couches trop épaisses et il est bien d'aplatir, d'appuyer légèrement la lame contre la lamelle si la pression ne peut déformer l'objet ou les particules à examiner.

2° **Examen dans l'eau distillée.** — Cet examen est le plus habituel. Mais il faut mettre très peu de liquide, puis presser légèrement pour faciliter l'adhérence.

L'eau a des avantages et des inconvénients. En hémolysant le sang elle rend plus nette la préparation, mais d'autre part elle fait éclater les cellules dont elle dénature la forme; elle gonfle les parasites et modifie leurs mouvements.

3° **Examen dans le sérum artificiel.** — Le sérum artificiel permet de conserver aux éléments leur forme, et donne aux parasites la possibilité de vivre un certain temps. Mais il se produit toujours un certain degré d'imbibition aqueuse et une modification des mouvements.

4° **Examen dans le sérum ou les milieux organiques.** — C'est la façon la plus normale d'examen. Les éléments conservent leur forme, leur vitalité leurs mouvements pendant très longtemps. Surtout si on a soin de luter la préparation à la paraffine ou à la cire.

On emploie comme milieux : le sérum sanguin, le liquide d'ascite ou d'hydrocèle, l'humeur aqueuse, etc., etc. Il faut se défier cependant de l'emploi de sérums ou liquides pouvant provoquer l'agglutination.

5° Examen dans des milieux optiques spéciaux. — Cet examen est nécessité par la structure ou l'objet à examiner. Pour pratiquer l'examen des cellules d'organes, des poils ou des squames dans les cas de tricophytie, de favus, d'affections provoquées par des champignons, il est bon d'utiliser l'huile à immersion, le baume de Canada, la térébenthine, le xylol, etc., etc., comme milieux dans lesquels on met l'objet entre lame et lamelle.

6° Examen dans des milieux colorés. — Cet examen a son utilité pour suivre l'imprégnation par les matières colorantes des tissus ou parasites et étudier leurs affinités pour les fixateurs, les substances acides ou basiques. Pour réaliser cet examen on place un morceau de papier filtre à une des extrémités de la lamelle en mettant le moins possible de liquide afin de ne pas créer des fleuves osmotiques trop rapides.

MISE AU POINT ET INTERPRÉTATION

Toutes les parties de l'appareil à fond noir étant bien centrées, de la façon mentionnée ci-dessus, on porte la lame sur la platine de l'appareil et on la fixe par les valets.

Abaissant alors l'objectif, on aperçoit d'abord un éclairage diffus, puis en baissant davantage cet éclairage fait place à l'obscurité. Si l'on abaisse encore, le fond obscur s'éclaire brusquement par places et l'on aperçoit des masses, des points lumineux immobiles ou mobiles. La mise au point est alors obtenue.

Cette mise au point n'est pas toujours facile à obtenir. Dans le cas d'objectif à immersion, procéder ainsi :

1° Après avoir mis en contact la lentille frontale de l'objectif à immersion avec l'huile qui est sur la lamelle. Abaisser ou relever la lentille frontale avec la vis micrométrique jusqu'à ce que le champ s'éclaire par places du fait des particules lumineuses.

Si l'éclairage est inégal, agir sur l'appareil à fond noir et le régler, soit par les vis latérales dont sont munis les condensateurs que l'on place sous la platine, soit en saisissant directement les côtés de l'appareil condensateurs placé au-dessus de la platine comme il est spécifié plus haut,

ASPECT NORMAL DU CHAMP ULTRA-MICROSCOPIQUE

Si la mise au point est bien faite le fond est noir. Sur ce fond apparaissent des taches, des points immobiles ou mobiles très lumineux.

Les taches immobiles en forme de rosaces, de masses ovales à aspects floconneux au segmentés sont dues soit à des défauts du verre, soit à des amas de nature colloïdale.

Leur différenciation est des plus simples car il suffit d'examiner les lames et lamelles, avec simplement de l'huile à immersion entre les deux pour faire la différence.

Les taches et points mobiles correspondent également à des amas et grains colloïdes, à des débris de tissus ou cellules, à des composés organiques, à des parasites de différentes sortes.

Les taches sont souvent composées de points animés de petits mouvements trémulants se faisant sur place.

Les points sont souvent animés de deux mouvements :

Un mouvement d'ensemble général, qui entraîne tous les éléments dans le même sens. Ce mouvement est dû aux courants de pente ou bien de diffusion, d'osmose et de capillarité.

Des mouvements individuels, partiels : browniens, latéraux, propulsifs, de reptation. Ces mouvements propres à chaque élément, sont souvent caractéristiques, spéciaux, je pourrais dire spécifiques et c'est grâce à eux que l'emploi de l'ultra-microscope rend de si grands services en clinique, ainsi que le démontrera la deuxième partie de ce livre.

II. — L'ULTRA-MICROSCOPE EN CLINIQUE

L'ultra-microscope est jusqu'à présent beaucoup plus un instrument de cabinet que de laboratoire, et cela parce qu'il permet un diagnostic rapide.

Il n'est besoin ni de manipulations complexes, ni de colorations.

L'emploi de l'ultra-microscope est devenu indispensable dans le diagnostic de la syphilis.

DIAGNOSTIC DE LA SYPHILIS PAR LA RECHERCHE DU SPIROCHÆTE PALLIDA

Lorsque le Spirochæte pallida fut découvert, de nombreuses méthodes de coloration furent imaginées pour sa recherche. Mais à l'inverse de la recherche du Bacille de Koch, dont la coloration est devenue réellement spécifique, il n'existe pas pour le Spirochæte de coloration vraiment spécifique. De plus, ces colorations longues, délicates à faire ne donnent pas dans tous les cas des résultats positifs alors que le Spirachæte existe.

Grâce à l'ultra-microscope, le Spirochæte est facile à rechercher, facile à découvrir et, avec quelques précautions techniques, est vu chaque fois qu'il existe.

Il n'est plus possible actuellement de douter de l'existence d'une syphilis lorsque le Spirochæte cherché a été reconnu.

Toute lésion génitale ou extra-génitale suspecte, surtout si elle est d'évolution lente non inflammatoire, si elle s'accompagne d'adénopathie, doit être examinée au point de vue du Spirochæte.

Toute lésion présumée chancre ou accident syphilitique doit être également examinée.

Il est en effet aussi dangereux pour le malade de méconnaître une syphilis quand elle existe, que de croire à une syphilis qui n'existe pas.

Il faut examiner tous les malades, chez lesquels ou suspecte ou non la syphilis, à l'aide de l'ultra-microscope. Il faut examiner même les lésions en apparence guéries.

Il faut également examiner à l'ultra-microscope le raclage de la face interne des amygdales.

Si le résultat de l'examen est positif, on peut affirmer la syphilis et faire un traitement immédiat, avant même l'apparition des accidents secondaires, ce qui permet de modifier l'évolution de la syphilis dans un sens des plus favorables.

Si le résultat de l'examen est négatif, il faut le répéter à plusieurs reprises, sans conclure toutefois à l'absence de syphilis, malgré que des examens répétés n'aient donné aucun résultat.

CAUSES D'ERREURS D'INTERPRÉTATION DANS LE DIAGNOSTIC DE LA SYPHILIS

J'ai dit qu'un ou plusieurs examens pouvaient avoir été négatifs alors que la syphilis existe, en voici les raisons multiples.

L'erreur vient :

1° D'une technique de prélèvement insuffisante ;

2° D'un traitement local ;

3° D'un traitement mercuriel général ;

4° De la nature, de l'âge ou du siège des accidents.

1° **Technique de prélèvement insuffisante**. — Il arrive souvent que les surfaces à examiner sont couvertes de sang, de pus ou de débris épidermiques. Pour faire un prélèvement utile pour l'examen, il faut avant tout nettoyer les surfaces.

S'il s'agit des muqueuses, une friction avec de l'ouate imbibée d'eau stérilisée puis avec la ouate sèche permet d'enlever tous les détritus qui gênent. Une surface bien nettoyée laisse d'abord écouler du sang, puis de la sérosité. C'est à ce moment qu'il faut, avec un fil de platine ou une aiguille stérilisée, recueillir du sang ou de la sérosité profondément. Le mieux est souvent d'appliquer une ventouse de Bier après scarification de l'élément à examiner.

Il arrive très souvent que deux examens successifs ne donnent rien, mais si on recommence, si on prend sur les bords de la lésion, on trouve alors des Spirochætes en quantité.

Telle est la meilleure technique : qui se résume à faire écouler de la sérosité et attendre.

2° **Traitement local.** — Il peut se faire qu'un examen répété à plusieurs reprises reste négatif. Cela tient à ce que la lésion a été traitée soit par des sels mercuriels, soit par tout autre antiseptique. Le spirochæte disparaît dans la profondeur au contact des antiseptiques même faibles.

3° **Traitement mercuriel général.** — Le traitement mercuriel général fait disparaître le parasite pendant un temps plus ou moins long. Il se peut qu'un malade en cours de traitement ou l'ayant subi quelques jours avant ne montre pas de spirochæte au moment de l'examen.

4° **Nature, âge ou siège des accidents.** — Lorsqu'il existe une suppuration intense le spirochæte peut manquer momentanément. On ne le trouve plus dans des syphilis anciennes, dans les accidents ulcéreux ou gommeux. A la période tertiaire le spirochæte est rarement trouvé.

On l'a signalé cependant dans le liquide cérébro-spinal.

Dans certains accidents de la cavité buccale le spirochæte peut disparaître pendant un temps plus ou moins long devant d'autres parasites ou des spirilles.

Il faut se rappeler toutes ces causes d'erreur.

PRÉLÈVEMENT DES PRODUITS A EXAMINER.—J'ai dit comment il fallait prélever les produits à examiner, c'est-à-dire qu'il faut toujours nettoyer et déterger au préalable, recueillir profondément ou sur les bords des lésions.

Le produit recueilli est alors examiné à sec, dans l'eau ou dans le sérum artificiel.

ASPECT DU SPIROCHÆTE A L'ULTRA-MICROSCOPE

Le spirochæte se montre à l'ultra-microscope sous plusieurs aspects.

1° Sous la forme d'une série de points brillants, cheminant l'un derrière l'autre en gardant leurs distances respectives, et exécutant une sorte de marche en ligne droite ou sinueuse. On aperçoit de temps à autre une sorte de scintillement de ces points qui disparaissent pour reparaître un peu plus loin.

2° Sous la forme d'une série de petites *lignes obliques* formant des bâtonnets parallèles placés côte à côte à égale distance et dont l'ensemble donne une ligne plus ou moins sinueuse. Les bâtonnets extrêmes sont de plus en plus petits.

3° Sous la forme d'une vrille, d'un tire-bouchon,

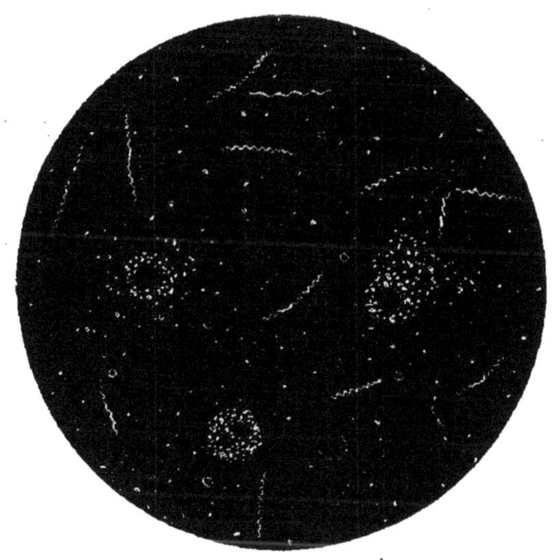

Fig. 8. — Spirochætes, globules rouges, grains et amas colloïdaux (mucine et albumine).

d'un long filament ondulé à extrémités effilées dont on peut compter facilement les tours de spire, au nombre de 15 à 20 en général.

4° Sous la forme de filaments juxtaposés bout à bout formant une ligne droite, une ligne courbe ou un angle plus ou moins aigu, ou en forme d'Y.

Lorsqu'on suit ces filaments dans leurs déplacements, on les voit animés d'un mouvement de progression en avant ou de translation plus ou moins rapide selon l'ancienneté de la préparation, l'âge et la nature des accidents.

Ce mouvement se manifeste sous forme d'une ondulation rapide partant de l'extrémité antérieure pour se terminer et se reproduire à l'extrémité postérieure : le spirochæte semble tourner rapidement sur lui-même et progresser à la façon d'une hélice.

Ou bien il donne la sensation de se mouvoir par suite de deux mouvements successifs que l'on pourrait comparer à un coup de tête qui commence la marche en avant et à un coup de queue qui la termine. On note également des sortes de mouvements de translation d'ensemble comme ceux de l'anguille. Ces divers mouvements produisent une progression horizontale et verticale. On voit quelquefois les filaments faire un mouvement brusque de 90° et piquer en quelque sorte une tête dans la profondeur du liquide.

Plus les spirochætes sont vivants, plus ils sont actifs.

Ils ont également des mouvements d'entraînement qui tiennent aux courants osmotiques.

Tel est l'aspect d'ensemble, mais le spirochæte a un aspect assez différent selon qu'on l'examine dans la sérosité du malade ou dans l'eau.

Dans la sérosité, il est plus fin, les spires sont

très serrées, ses mouvements propres sont très rapides.

Dans l'eau, il est gonflé, plus brillant, les spires

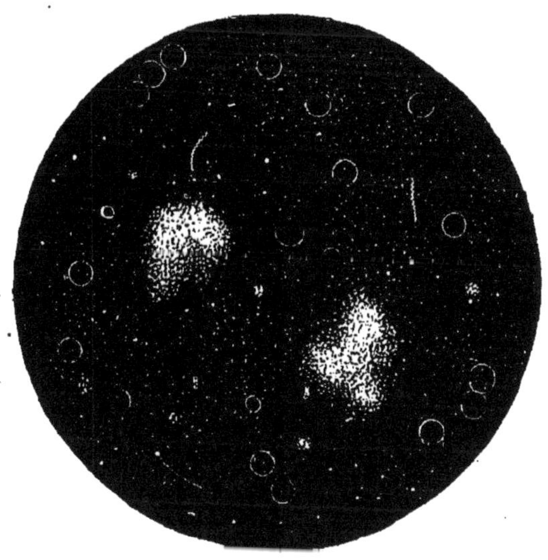

Fig. 9. — Spirochætes examinés dans l'eau.

sont moins serrées, les extrémités déroulées et effilées. Son aspect se rapproche de celui du spirochæte refringens.

DIAGNOSTIC DIFFÉRENTIEL DES SPIROCHÆTES ET DES SPIRILLES

Une des principales objections que l'on a faites au diagnostic de la syphilis par l'ultra-microscope est la difficulté de distinguer le spirochæte pâle de

Schaudinn des différents spirilles ou spirochætes assez nombreux qui habitent les muqueuses ou le sang.

Le nombre des spirochætes, spirilles ou parasites analogues est assez considérable, ce sont :

1° Le spirochæte refringens ;

2° Le spirochæte buccalis ;

3° Le spirochæte dentium ;

4° Le spirochæte pallidula ou du Pian ;

5° Les spirilles de Vincent ;

6° Les spirilles de la balanite ;

7° Les spirilles des volailles ;

8° Les spirilles du cancer ;

9° Les spirilles de la gangrène nosocomiale et de la pourriture d'hôpital ;

10° Les spirilles de la bouche avec membranes ondulantes ;

11° Le spirille d'Obermeier ou de la fièvre récurrente ;

12° Le spirille de l'anodonte ;

13° Le spirille de Balbiani ;

14° Le spirille de Duttoni (Tick-Fever) ;

15° Les trypanosomes.

— Mais dans ce grand nombre de spirochætes ou de spirilles, si quelques-uns d'entre eux se ressemblent, la plupart n'ont ni la même forme, ni le même habitat ou les mêmes localisations et plu-

sieurs d'entre eux n'existent pas chez l'homme.
Je vais les passer rapidement en revue.

1° Le Spirochæte refringens est quelquefois associé au spirochæte pâle, surtout dans les lésions génitales. Le spirochæte refringens est plus trapu,

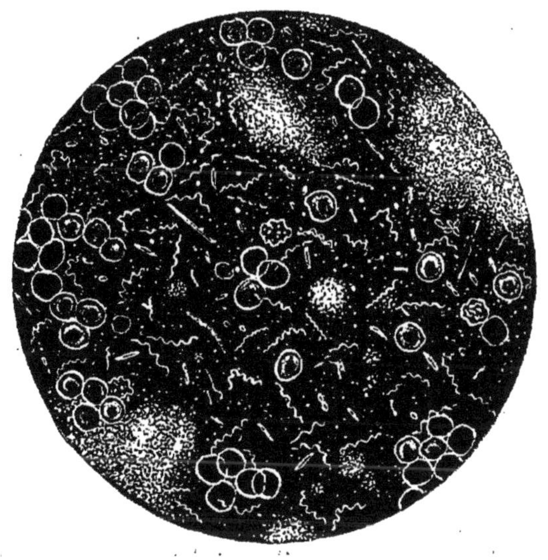

Fig. 10. — Grattage d'un épithélioma de la langue. On aperçoit des spirochætes dentium très fins, des spirilles abondants et différents microbes.

ses spires sont moins serrées, moins régulières, ses déplacements d'ensemble se font par oscillations ou déplacemeuts brusques. Comme il est presque toujours associé au spirochæte pâle, rien n'est plus facile de les différencier l'un de l'autre.

2° Le Spirochæte buccalis a comme caractéristique des spires moins serrées, mais ce qui le distingue surtout, c'est qu'il se présente sous la forme d'un double trait avec, de place en place, des sortes de nœuds et des parties claires. Il se déplace par un mouvement sinueux comme un serpent. On le trouve surtout au niveau des dents et dans le tartre dentaire.

3° Le SPIROCHÆTE DENTIUM qui ressemble le plus au spirochæte est cependant plus mince, plus court, ses spires sont plus serrées, moins nombreuses, il n'a pas d'ondes de contractions ou d'étirement et sa mobilité est moins considérable.

4° Le SPIROCHÆTE PALLIDULA, parasite du Frambœsia Tropica ou Pian, a de telles analogies avec le Spirochæte pallida, qu'il est presque impossible de les différencier. Il est peut-être plus onduleux et à spires moins régulières. Les sujets chez lesquels on le trouve sont généralement d'anciens coloniaux ; la différence d'habitat et le siège d'élection du pian aident au diagnostic différentiel.

5 Les SPIRILES DE VINCENT sont des filaments ondulés, ayant des spires en nombre irrégulier ; quelquefois ces spires sont peu indiquées, et c'est à peine s'il en existe une deux ou trois à l'une des extrémités du filament. D'ailleurs il siège surtout dans la bouche et s'associe au bacille fusiforme. Il se voit également par exception au niveau

des cancers ulcérés de la peau, mais il se rapproche
tellement comme aspect et forme du spirille de la

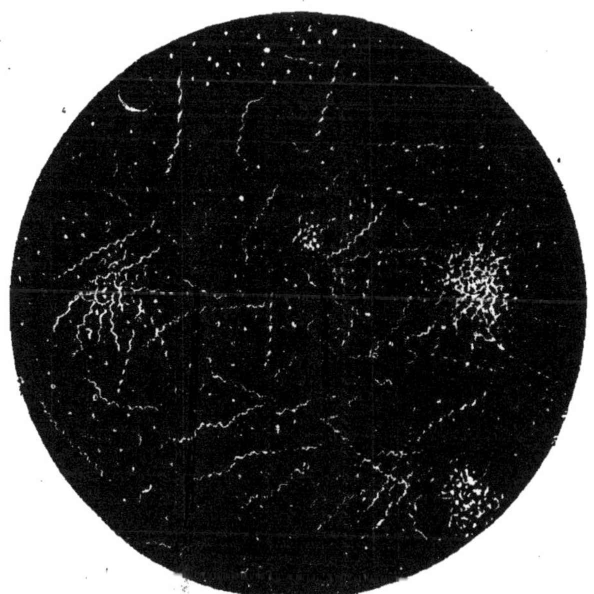

Fig. 11. — Pus d'une balanite érosive greffée sur une
plaque muqueuse.

Très nombreux spirochætes de la balanite formant même
parfois des amas compacts.

Parmi eux, l'on peut distinguer quelques spirochætes pâles.
Nombreux bacilles fusiformes longs et fins.

Les bâtonnets les plus courts représentent des spirochætes,
trop rapides pour que l'on distingue leurs spires, ils traversent
la préparations en tous sens, comme des flèches.

Quelques cocci, bactéries et spirilles divers.

gangrène nosocomiale que l'on peut se demander
s'il ne s'agit pas du même élément.

6° Le Spirille de la balanite érosive est plus

gros, plus régulier que le précédent, auquel d'ailleurs il ressemble. On aperçoit quelquefois à ses
extrémités des cils. Il n'a pas la mobilité du spirochæte et ses dimensions sont tellement plus consi-

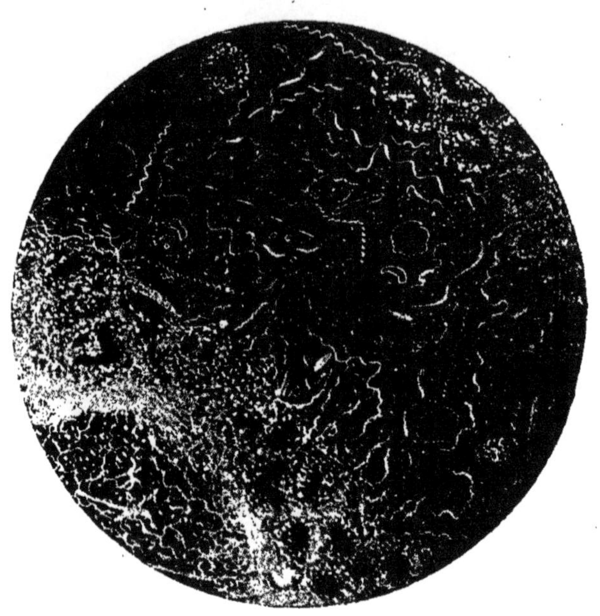

Fig. 12. — Pus d'un cancer ulcéré (épithélioma térébrant) de
la région malaire. Nombreux spirochætes, bacilles fusiformes
bâtonnets. La richesse de forme, la multiplicité des éléments
spirillaires; leurs dimensions sont souvent considérables.

dérables que celles du spirochæte qu'il est difficile
de les confondre.

7° Le Spirille des volailles, ressemble au Spirochæte pâle, mais il est plus petit et ne se rencontre
que chez les oiseaux.

8° Le Spirille du cancer est des plus irréguliers, très contourné, très court, avec un petit nombre de spires inégales entre elles et se termine par des extrémités effilées. Ses mouvements sont irréguliers sans systématisation.

9° Le Spirille de la gangrène nosocomiale et de la pourriture d'hopital est gros et irrégulier, ressemblant au Spirille de Vincent, mais plus gros que ce dernier. Il s'associe à de longs bacilles et a des bâtonnets. Il semble peu mobile.

10° Le Spirille de la bouche avec membrane ondulante, se reconnaît à ce fait qu'il a de chaque côté une membrane se terminant par deux cils ; cette membrane en s'agitant fait le mouvement de progression. Ce spirille se rapproche du trypanosome dont il se distingue par sa forme nettement spirillaire. Son habitat est également différent, le trypanosome étant un hôte du sang.

11° Le Spirille d'Obermeier, n'a aucun point de ressemblance avec les spirochætes et spirilles précédents. C'est un gros filament à spires irrégulières qui habite le sang.

12° 13° 14° Les Spirilles de l'anodonte, de Balbiani et de Duttoni (Tick-Fever) ont rarement l'occasion d'être observés. Les conditions spéciales dans lesquelles on les rencontre aident à les reconnaître.

Le Spirille de l'anodonte se rapproche des spirilles de Vincent, tandis que les spirilles de Duttoni et de Balbiani ont des dimensions et des

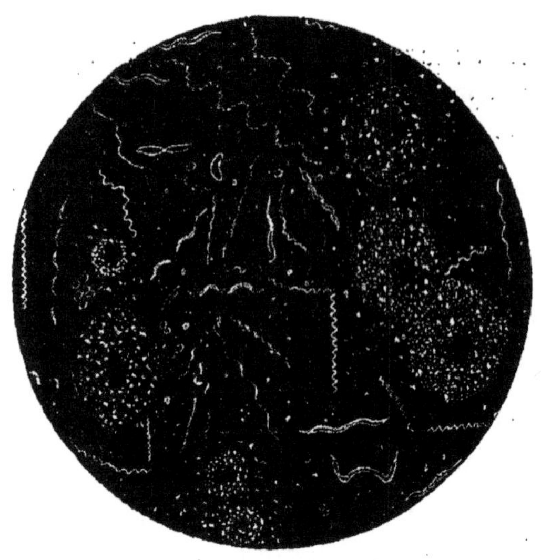

Fig. 13. — Grattage d'une plaque muqueuse buccale infectée. Le spirochæte buccalis est vu avec ses deux traits brillants, il rappelle une longue sangsue. Le spirochæte dentium est à spires serrées et filaments brillants. On voit quelques spirochætes pâles et des leucocytes plus petits et de nombreux parasites, dont le spirillum spullaginum en forme de haricot.

formes telles qu'ils ne ressemblent en rien à tous les précédents.

15° Le Trypanosome a une forme tellement spéciale, avec son corps irrégulier, son noyau, sa membrane et ses cils qu'il est des plus faciles à reconnaître.

ÉLÉMENTS ANORMAUX NON DÉFINIS VUS A L'ULTRA-MICROSCOPE

On voit encore dans l'ultra-microscope des éléments anormaux qui sont :

16° Des sortes de leptothrix très allongés, plus ou moins contournés, fragmentés comme sporulés, soit isolés, soit en amas.

17° Des levures, isolées ou en chaînettes.

Ces éléments se rencontrent surtout dans la bouche, tandis que dans le sang on trouve :

18° Des éléments sinueux, contournés, en replis, présentant de place en place des points brillants. Probablement formation fibrineuse.

19° Des éléments étirés en forme d'haltères, constitués par deux globes brillants réunis par un pont étroit. On pense qu'il s'agit de globules rouges fragmentés.

20° De nombreuses granulations, amas colloïdes, granulations de leucocytes, débris de globules de fibrine ou de cellules.

21° Enfin de nombreux parasites et microbes surtout dans la cavité buccale.

RÉSULTATS FOURNIS DANS LA SYPHILIS PAR L'EXAMEN ULTRA-MICROSCOPIQUE

Les résultats obtenus dans la syphilis par l'examen à l'ultra-microscope sont des plus importants.

Soit, seul, soit en collaboration avec le Dr Commandon, nous avons obtenu les résultats suivants :

1° Examen de lésions érosives exulcéreuses ou simplement papuleuses des organes génitaux de l'homme et de la femme. — Cet examen était pratiqué pour

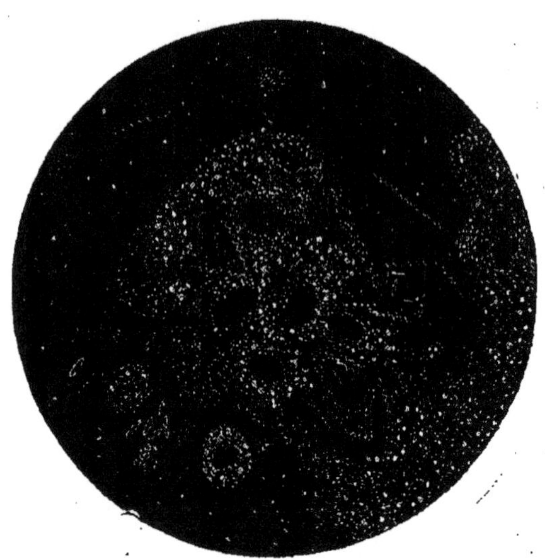

Fig. 14. — Raclage du centre d'un chancre induré ; débris de cellules épithéliales formant une croûtelle englobant de nombreux spirochætes, immobiles, ayant cessé de vivre. En dessous de l'amas, spirochætes animés de mouvements. Au-dessus de l'amas épithélial, bacilles et leucocytes.

faire le diagnostic différentiel du chancre ou d'accidents secondaires avec : chancre mous, herpès, végétations, blennorragie, balanites.

Dans ces lésions, sauf pour les chancres du méat, les spirochætes sont quelquefois peu nombreux. Il faut insister sur le nettoyage, le grattage, et rechercher le parasite dans la sérosité prise au bord des lésions.

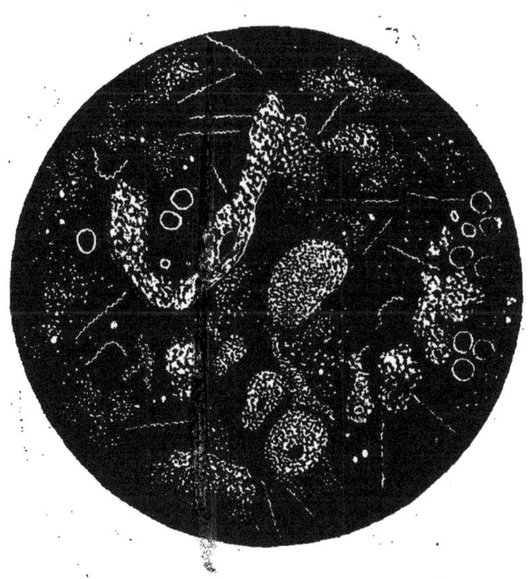

Fig. 15. — Spirochætes, cellule épithéliale incurvée munie d'un noyau, leucocytes mononucléaires, amas albumineux, granulations libres provenant de l'éclatement des globules blancs, grains colloïdes et globules rouges.

2° EXAMEN DE LÉSIONS ÉRYTHÉMATEUSES ÉROSIVES OU ULCÉREUSES DE LA CAVITÉ BUCCALE. — Il arrive qu'on décèle l'existence du spirochæte par le raclage des amygdales alors qu'ils n'ont aucun signe buccal et qu'aucun accident éruptif ne signale la syphilis.

Ces faits sont des plus importants pour la contagion de la syphilis et sa prophylaxie.

Nous avons noté avec Commandon que la moindre irritation rappelle le spirochæte. L'examen

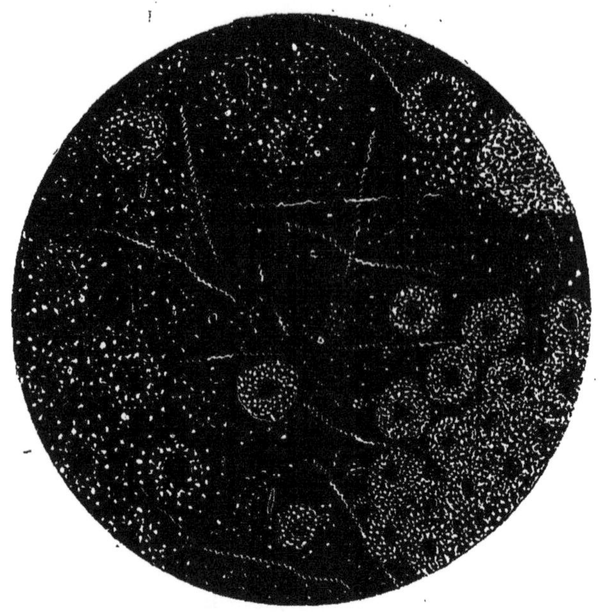

Fig. 16. — Raclage d'une plaque muqueuse amygdalienne. — Polynucléaires. Cellules épithéliales.

Spirochætes pâles, formes géantes ; dues en général à l'accolement bout à bout de plusieurs parasites de longueur moyenne.

des lésions buccales est souvent d'une interprétation délicate à cause de l'association fuso-spirillaire et de la multiplicité des formes de spirilles, spirochætes et parasites de la cavité buccale.

3° ÉTUDE DE LA SALIVE. — Le spirochæte vit dans la salive. Nous avons étudié avec le Dr Commandon la durée d'activité du spirochæte déposé sur les

parois de verres à boire et de ce fait : la contagion
par la salive, les conditions de la contagion du baiser.
Le spirochæte a été retrouvé sur un verre, plongé
dans l'eau et retiré de suite une demi heure après.

4° EXAMEN DE LÉSIONS ULCÉREUSES OU NON DE LA

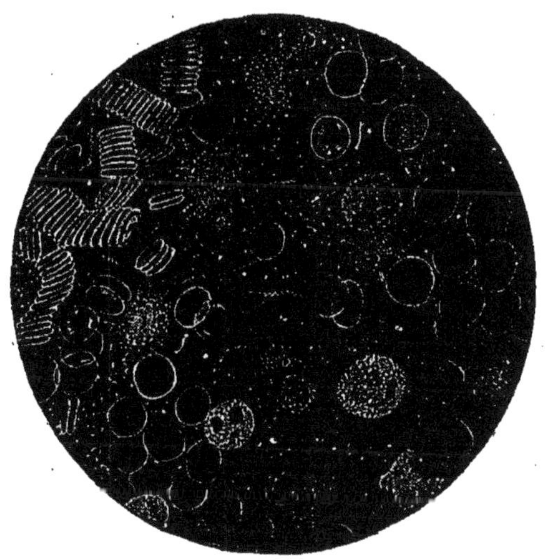

Fig. 17. — Sérosité d'une papule cutanée. Examen sans eau.
On voit des spirochætes, des globules rouges hémolysés et
des polynucléaires.

PEAU. — Le spirochæte existe dans les syphilides
papuleuses et tuberculeuses, dans le sang recueilli
à la surface de ces éléments à l'aide d'une ventouse de Bier.

Il est très rare dans les lésions simplement
érythémateuses. On le trouve plus facilement dans
les cas de syphilis du nouveau-né.

Il n'existe pas dans les lésions ulcérieuses et les gommes.

5° EXAMEN DANS LE SANG, LES SÉROSITÉS, LE LIQUIDE CÉPHALO-RACHIDIEN, les sécrétions et excrétions : larmes, urines.

Le spirochæte dans les syphilis intenses, a été retrouvé dans le sang, ainsi que dans le liquide céphalo-rachidien et les urines.

6° EXAMEN DU SPERME. — Chez plusieurs malades atteints de syphilis secondaire, le sperme examiné très tôt après l'éjaculation n'a pas montré de spirochætes.

7° EXAMEN DANS LES PRODUITS RECUEILLIS CHEZ LES HÉRÉDO-SYPHYLITIQUES héréditaires vivants (syphilis congénitale) (1).

On rencontre des spirochætes dans le mucus nasal, le sang, les sérosités, les bulles, les urines.

8° EXAMEN DES ORGANES D'ENFANTS SYPHILITIQUES HÉRÉDITAIRES MORTS (SYPHILIS CONGÉNITALE). — Les spirochætes ont été rencontrés en collaboration avec M. Girauld, et par lui-même dans les débris de raclage de la plupart des organes et vus nettement à l'ultra-microscope.

(1) A. Girauld, La syphilis héréditaire congénitale et le spirochæte pâle de Schaudin, Paris, 1909.

DURÉE DE LA VITALITÉ DU SPIROCHÆTE CONSTATÉE
A L'ULTRA-MICROSCOPE

Dans l'*eau pure* le spirochæte meurt en quelques minutes. Dans le *sang humain* [entre lame et lamelle lutées à la paraffine, ou en tubes capillaires (Commandon)], le spirochæte vit vingt-quatre heures.

Dans le *sang de syphilitiques* secondaires, la mort est précédée de l'agglutination.

Dans un *liquide très riche en mucus* et pauvre en éléments sanguins le spirochæte a conservé ses mouvements quarante-huit heures (Commandon).

Dans des *foies de fœtus* macérés, conservés à la glacière, le raclage a montré des spirochætes encore vivants quatre jours après la mort.

CONCLUSIONS RELATIVES A LA NÉCESSITÉ DE L'EXAMEN
A L'ULTRA-MICROSCOPE DANS LA SYPHILIS

Ainsi qu'on peut le voir par cette rapide énumération, l'examen à l'ultra-microscope est non seulement un procédé de diagnostic d'une sûreté presque absolue et d'une rapidité qui n'existe avec aucune autre méthode, mais encore un moyen prophylactique des plus importants.

L'examen à l'ultra-microscope permet de dire :

1° Si un malade est syphilitique ;

2° S'il est contagieux ;

3° Pendant combien de temps il l'est ;

4° S'il doit être traité ;

5° Si le traitement a agi chez lui.

Tout cela en quelques minutes, par un examen fait non pas au laboratoire, mais dans le cabinet même du médecin.

Les avantages de l'examen ultra-microscopique sont tels qu'il est indispensable de faire connaître et de vulgariser l'emploi d'une méthode d'analyse clinique appelée à rendre les plus grands services au médecin et au malade.

L'examen à l'ultra-microscope a pour but de faciliter non seulement le diagnostic et le traitement, mais d'empêcher surtout la contagion et ses conséquences funestes pour l'individu, son entourage et sa descendance.

EXAMEN DU SANG, DES SÉROSITÉS ET DU PUS

L'examen du sang à l'ultra-microscope permet d'étudier :

1° Le mécanisme et la rapidité de la coagulation ;

2° La composition du sang : leucocytes, cellules diverses ;

3° Les éléments étrangers : cristaux, substances diverses, parasites.

Lorsqu'on met du sang sous l'ultrami-croscope sans addition de liquide, on voit, au bout de vingt minutes à une demi-heure, appa-raître de petites boules grenues, irrégulières ou des amas de granulation.

De ces amas partent des filaments de fibrine qui vont dans tous les sens et forment des réseaux dont les amas sont les points nodaux.

Ces amas sont des plaquettes sanguines ou hématoblastes.

Suivant l'origine du sang, et la nature de la maladie, les hématoblastes ont une formation et une constitution différentes, ils sont en nombre plus ou moins considérable. Le réseau fibrineux lui-même se forme plus ou moins vite, est à mailles plus ou moins tenues ou lâches.

1° Les phénomènes de coagulation s'observent encore plus nettement dans la sérosité des bulles.

2° La composition du sang apparaît nettement à l'ultra. Les leucocytes mono et polynucléaires apparaissent remplis de granulations plus ou moins volumineuses de forme et d'aspect diffé-rents. Quelques-uns de ces leucocytes éclatent et laissent échapper leur contenu granuleux.

Une observation attentive pourra faire suivre ultérieurement l'évolution de ces différents élé-ments.

3° On aperçoit dans le sang des amas, des groupes de granulation probablement de nature colloïdale.

Dans les affections où les parasites envahissent

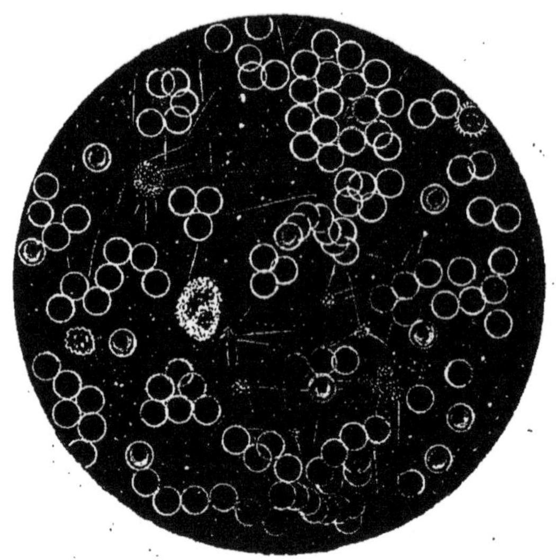

Fig. 18. — Préparation de sang avec les hématoblastes d'où partent les réseaux fibrineux. — Un polynucléaire.

le sang : spirochætes chez le nouveau-né, spirillose des volailles, fièvre récurrente, maladie du sommeil ou trypanosomiases, charbon : on aperçoit ces parasites et on les voit évoluer sous les yeux.

EXAMEN DES SÉCRÉTIONS ET EXCRÉTIONS

L'ultra-microscope permet de trouver dans l'urine : le sang, le pus, les éléments épithéliaux, les cylindres et d'étudier les différentes variétés d'albumine.

Pour les premiers éléments il est préférable d'agir par la centrifugation préalable.

Pour l'albumine on centrifuge après l'action de l'acide nitrique. Après précipitation de l'albumine,

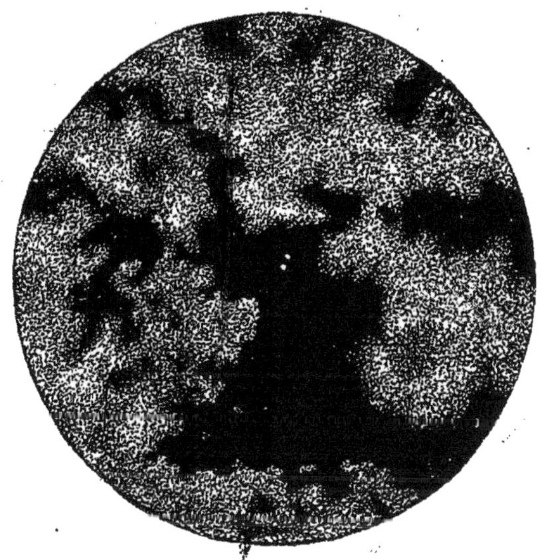

Fig. 19. — Aspect de l'albumine.

on décante, on centrifuge, on examine les résidus.

Cette méthode permettra vraisemblablement de différencier les albuminuries rénales, des albuminuries d'origine sanguine. Les albuminuries rétractiles des non rétractiles.

L'examen à l'ultra-microscope permet également de voir les parasites vésicaux.

L'examen du lait, soit pour déceler les coupages,
soit pour reconnaître les qualités du lait de femme,
se fait soit directement, soit après avoir fait agir la
centrifugation.

L'examen des matières fécales renseigne sur

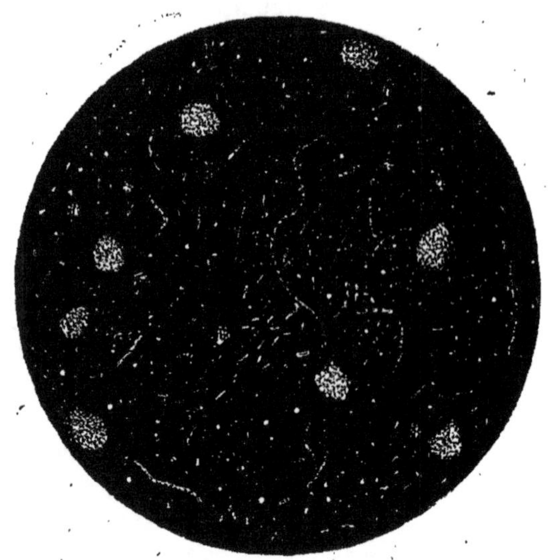

Fig. 20. — Urine et nombreux parasites. — Amas
probablement albumineux.

l'existence des résidus alimentaires, sur la présence
d'éléments étrangers, sur la prédominance de
parasites, ou d'infections microbiennes.

L'examen des exsudats, des fausses membranes,
du pus permet de faire le diagnostic rapide d'affections telles que la diphtéric, les infections strep-

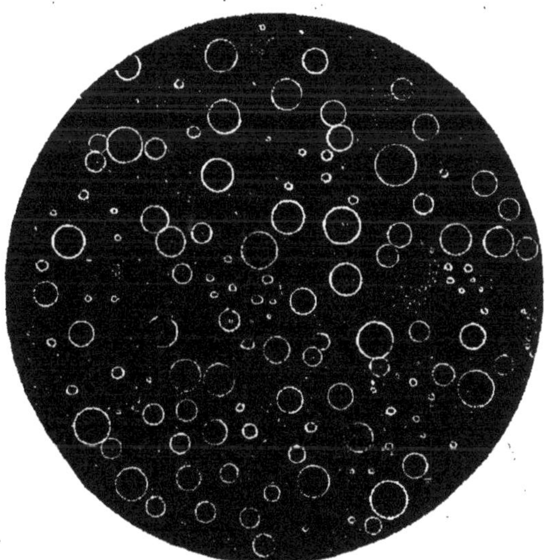

Fig. 21. — Lait de femme.

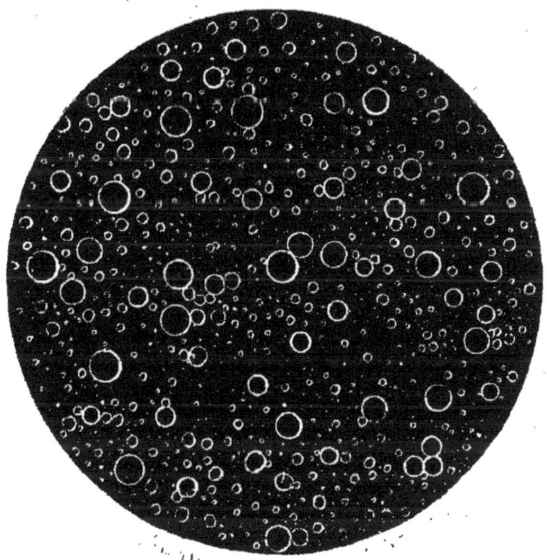

Fig. 22. — Lait de vache avec nombreux et très petits globules
graisseux.

tococciques, staphylococciques ou à bacterium coli commune.

Les champignons mycéliens eux-mêmes peuvent être reconnus soit par l'examen à-sec, soit par

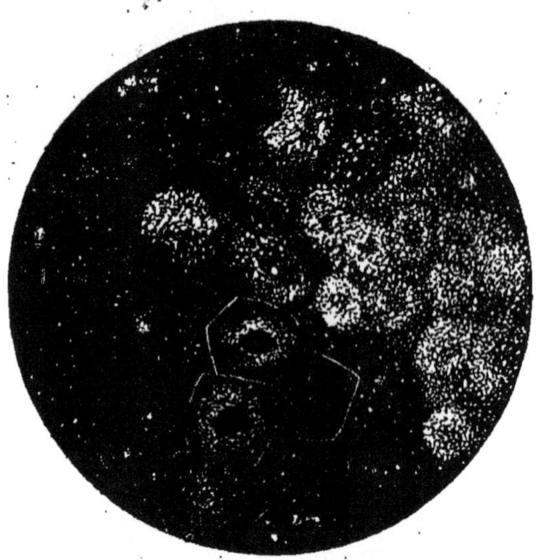

Fig. 23. — Examen d'exsudat purulent. Leucocytes et cellules épithéliales. On voit les granulations et l'éclatement des leucocytes.

l'emploi de liquides transparents et de densité optique spéciale.

En resumé, pour un diagnostic rapide l'ultra-microscope est d'un secours urgent chaque fois que l'on veut donner au diagnostic clinique un caractère de positivité absolue.

L'ultra-microscope a également de nombreuses applications au laboratoire.

III. — L'ULTRA-MICROSCOPE
AU LABORATOIRE

C'est à peine si dans les laboratoires des hôpitaux l'ultra-microscope commence à prendre l'importance qu'il mérite, alors que depuis longtemps déjà il est utilisé par les biologistes et les physiologistes. J'appellerai l'attention sur son emploi :

1° Dans l'étude des colloïdes ;

2° Pour suivre les processus d'agglutination ;

3° Pour rechercher l'influence des courants électriques et de l'ionisation sur les éléments constitutifs des tissus et des microbes (Commandon) ;

4° Dans l'étude de la composition et du mode d'action des colorants ;

5° Pour l'étude des albumines ;

6° Dans le mécanisme des réactions chimiques ;

7° Pour l'étude des éléments des tissus ;

8° Dans le mécanisme de la phagocytose, des actions opsonisantes de l'anaphylaxie ;

9° Pour l'étude des cultures ;

10° Dans le mécanisme d'étude des séro-diagnostics et séro-réactions.

J'indique ici brièvement toutes les recherches dans lesquelles l'ultra-microscope peut rendre des services. Cette énumération est une indication. Je dirai simplement quelques mots sur ces sujets.

LES COLLOIDES ET L'ULTRA-MICROSCOPE

1° On appelle corps à l'état colloïdal ou colloïdes, des corps qui sont en suspension au lieu d'être en dissolution. Ces colloïdes naturels ou artificiels sont très faciles à étudier à l'ultra-microscope.

La plupart des tissus et organes qui constituent notre corps sont à l'état colloïdal « les protéides, comme la mucine et la caséine; les amyloïdes comme le glycogène et l'amidon, les corps gras, la cholestérine, la lécithine, les savons existent *in vivo* sous la forme colloïdale ».

L'état colloïdal se rencontre dans toutes les humeurs, il est à la base des phénomènes physiques et chimiques, des phénomènes d'assimilation et d'immunisation.

Relativement aux phénomènes d'immunisation je ne puis mieux faire, pour montrer le rôle de l'ultra-microscope en biologie, que de conseiller la lecture de l'article sur les colloïdes paru dans le *Journal de Chimie médicale* (n° 1, 1ʳᵉ année), article dans lequel sont expliqués la fixation des

toxines et le rôle des antitoxines par l'intermé-
diaire de complexus colloïdaux démontrés par
l'action des courants électriques étudiée sous
l'ultra-microscope.

Actions électriques décrites par Cotton et Mou-

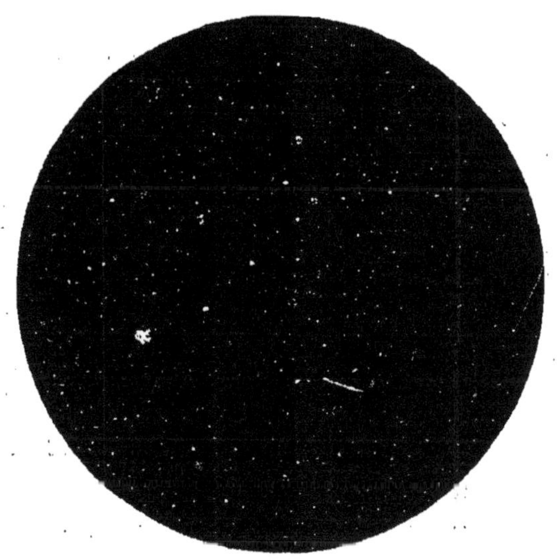

Fig. 24. — Aspect du mercure colloïdal. La teinte non représentée
ici était légèrement bleutée.

ton, dans leur livre sur les ultra-microscopes,
actions en rapport avec la constitution et le rôle
biologique de ces colloïdes.

A l'étude des colloïdes naturels l'ultra-microscope permet d'ajouter celle des colloïdes artificiels,
qui jouent sous le nom de métaux colloïdaux (col-

largol, protargol) un si grand rôle en thérapeutique.

2° Étude de l'agglutination. — J'ai mentionné l'étude par l'ultra-microscope des phénomènes d'agglutination des spirochætes. Peut-être

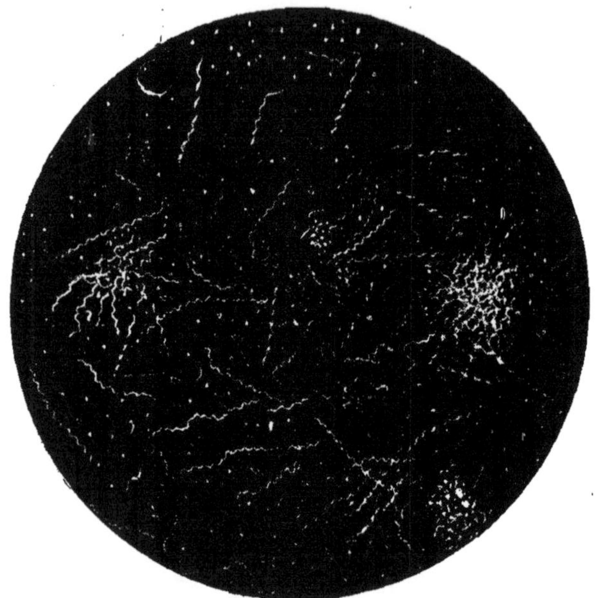

Fig. 25. — Aspect de l'agglutination du Spirochæte vue à l'ultra-microscope.

y a-t-il là le point de départ pour l'avenir de faits intéressants pour la séro-agglutination et le diagnostic de la syphilis.

L'agglutination à l'ultra-microscope peut servir dans le diagnostic de la fièvre typhoïde et d'autres infections, il donne de bons résultats.

3° Influence des courants électriques sur les tissus et les microbes. — J'ai déjà mentionné l'action électrique sur les colloïdes. Commandon (1) a étudié cette influence sur les microbes.

4° Étude des colorants. — Plusieurs auteurs ont signalé depuis longtemps que la plupart des colorants étaient des colloïdes et agissaient comme tels. Cette étude a pu se faire grâce à l'ultra-microscope.

5° Étude des albumines. — Cotton et Mouton signalent également les recherches faites à ce sujet et montrent le parti qu'on peut tirer de l'ultra-microscope pour l'étude des albuminuries.

6° Mécanisme des réactions chimiques. — Sous l'ultra-microscope, à l'aide de dispositifs faciles à réaliser, certaines réactions cliniques se produisent et modifient le milieu primitif.

7° L'étude des éléments des tissus est facilitée par l'ultra-microscope en ce sens qu'aucun élément étranger n'intervient pour modifier le tissu ou la cellule. Il suffit de prélever des fragments de ces tissus, de les dissocier, de les mettre dans du sérum artificiel ou un liquide transparent qui n'agisse pas sur leur vitalité pour les voir à l'état naturel.

(1) COMMANDON, De l'usage en clinique de l'ultra-microscope, en particulier pour la recherche et l'étude des spirochœtes, Paris, 1909.

8° **Le mécanisme de la phagocytose et des actions opsonisantes,** c'est-à-dire la faculté de destruction des parasites par les cellules, est pris sur le vif dans l'ultra-microscope.

En étudiant les mélanges opsonisants, on voit cette phagocytose que l'on peut produire également directement en mettant en contact des leucocytes et des microbes.

De même on peut étudier les phénomènes de chimiotaxie et d'anaphylaxie.

9° **Pour l'étude des cultures,** il suffit de prélever directement les parasites dans leur milieu, de les mettre sous l'ultra. On voit ainsi leurs mouvements, leurs cils vibratiles, souvent leur reproduction et leur évolution.

10° **Le mécanisme du séro-diagnostic et de la séro-réaction.** — Comme je l'ai dit plus haut à l'étude des colloïdes, ce mécanisme pourra être étudié grâce à l'ultra-microscope par la constatation des changements produits dans les différents éléments colloïdaux. De même l'étude des sérums hémolytiques peut être faite à l'ultra-microscope et aider à l'étude des séro-réactions dans les infections.

Comme le lecteur peut le voir par cet exposé rapide, le champ d'application de l'ultra-microscope est vaste et je ne pourrai mieux faire pour terminer

que citer les dernières lignes du livre de Cotton et
Mouton.

« D'une manière générale nos connaissances sur
les objets ultra-microscopiques sont encore bien
peu avancées. Nous pensons toutefois avoir montré
dans les chapitres qui précèdent, de quel intérêt
sont ces études pour différentes branches de la
science et comment, soit à l'aide des appareils
ultra-microscopiques, soit à l'aide d'autres moyens
d'investigation, quelques résultats importants ont
déjà pu être acquis. D'autres se laissent entrevoir
qui réclameront probablement encore la collaboration active des différentes disciplines scientifiques. »

TABLE DES MATIÈRES